いざとなったら尿を飲め

尿療法入門

Dr. Takahashi
ドクター・高橋

論創社

はじめに

尿を飲むことは健康法の最後の仕上げ

今の世の中には、おびただしい数の健康食品や健康器具、化粧品や美容法、そして不老術といったものがあり、本やテレビ、インターネットなど、あの手この手を使いながら広められている。そして、健康に熱心な人はたいてい何らかのサプリメントを摂取しており、よく運動もしているものだ。

それは自体はとても望ましいことだと私は思う。現代人の「食の現実」をかえりみると、何らサプリメントを摂《と》らずに栄養バランスを維持することはきわめて困難であり、運動しないと身体も心も弱くなる。

ただ問題なのは、サプリメントや健康法の中には、発案者の浅知恵や儲け主義の産物として世に出てきたものが少なからずあること。そしてなぜかわからないが、そのようものがよく流行《はや》る。しっかりしなければ、似非《えせ》健康法の奴隷となってしまうかもしれないが、疑ってばかりでは進歩がない。では、どうすればいいだろうか……。

その答えは簡単、尿を飲めばいい。尿を飲めば、摂取《せっしゅ》しているサプリメントがはたして必要かつ良質のものであるのか、実践している健康法が正しいのかすぐわかる。自分に合った正しいものであれば尿はますますおいしくなってくるが、そうでなければ日に日にひどい味に変化するものだ。尿は常に正しい「気付き」をもたらしてくれる。たとえ理想的な食事と運動が実践できていたとしても、健康法の最後の仕上げにはやはり尿を飲むことが欠かせない。

私自身ずっと、厳選した一番上質なサプリメントを摂取し、運動も続けてきたので、他の平均的な医者に比べてはるかにハードな仕事ができていたが、尿を飲むようになってからは、さらに強い好奇心・向上心が沸々と湧き出てくるようになり、ますます仕事が楽しくなった。

今では頑張って働くのではなく、いつも働くのが当たり前で、気がついたらいつの間にか働いている。それでも全然つらくない。最近では、仕事がきついとか面倒くさいとか思ったことがないのだ。

あなたが尿を飲めば、あなたの健康法も本当に仕上がるのである。

いざとなったら尿を飲め——尿療法入門

目次

はじめに——尿を飲むことは健康法の最後の仕上げ……2

1……なぜあなたは「尿を飲めない」のか……10
2……尿を飲めば勇気と知恵が湧いてくる……12
3……いつか必ず「いざという時」がやってくる……14
4……いざというときに大切なのは生きる力と研ぎすまされた感覚……16
5……尿を飲むことができる人は成功する……18

6 尿を飲めば「気付く」ようになる……20
7 実際には多い「尿を飲んでいる日本人」……22
8 すべての健康法の最終チェックである……24
9 尿療法は黙って始める……26
10 遭難したら尿を飲め……28
11 体内に毒素がたくさんあると、尿がすごく嫌な味になる……30
12 尿を飲むと「別次元」の健康状態が得られる……32
13 尿を飲むと「心もふっ切れる」……34
14 尿は清潔である……36
15 尿の中には何が含まれるのか……38
16 自分の尿を飲むのは自由……40
17 尿はどんな味……42
18 実際どのように尿を飲むのか……44
19 尿はどれくらい飲めばいいのか?……46

20 新鮮な尿を使う……48
21 尿は透明のガラスのコップで飲む……50
22 この尿を飲み逃すな……52
23 気持ちよく尿を飲むには……　……54
24 尿は原則として自分自身の尿を使う……56
25 尿で皮膚がきれいになる……58
26 尿を飲むと便秘が治る……60
27 重症の場合には断食して何度も尿を飲む……62
28 朝の尿はなぜ濃い?……64
29 尿療法の好転反応……66
30 好転反応がひどいとき……68
31 穏やかな効果を望むならば……70
32 尿を飲んではいけないときもある……　……72
33 膀胱炎のときには飲んで良いのか?……74

34 生理中の尿を飲んでも問題はない……76
35 病気の治療のため処方された薬を飲んでいるときは……78
36 尿から作られるすごい薬……80
37 尿湿布……82
38 多尿と頻尿……84
39 尿療法は強力に排泄機能を高める……86
40 尿療法はなぜ広まらないのか……88
41 尿療法について書かれた著書の紹介……90

あとがき……94

いざとなったら尿を飲め——尿療法入門

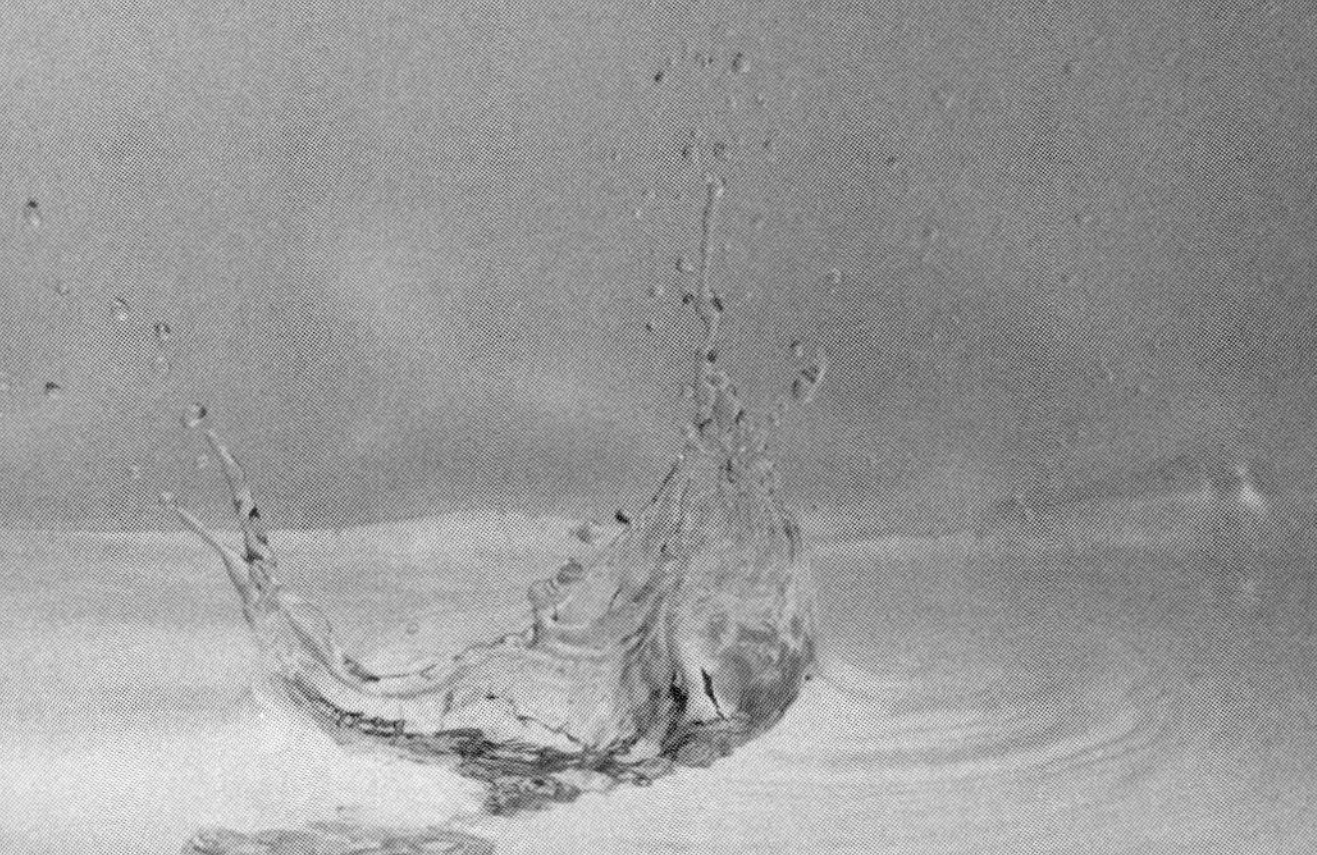

1

なぜあなたは「尿を飲めない」のか

あなたがどうしても尿を飲めないとしても、おそらく「尿には毒素《どくそ》がいっぱいで飲むことは身体を害するから」という医学的・科学的な見解からの結論ではないはずだ。実際、自分自身の血液から作られた尿には身体に有害なものは含まれていない。

あなたが尿を飲むことを拒む正当な理由があるとすれば、感情的な事情に他ならない。つまり、文明人として教育された結果としての、尿は汚いものであるという感覚から生じている尿を飲むことへの罪悪感である。

しかしよく考えれば解るはずだが、「あるものを」からだに取り込むことに対しての罪悪感には、個人によって差があり、時には非常に不平等でエコヒイキされたものである。たとえばタバコは明らかに自分自身や家族にも悪影響を及ぼすが、何の罪悪感も持たずに吸い続ける人はたくさんいるし、電磁波障害に関しては未だに寛容であるばかりか、中には否定する者さえいるではないか。

医学的・科学的には何ら問題はないのに、感情的理由を優先させて、せっかくの尿を飲む機会を放棄しているとしたら、それはなんとももったいない。

2

尿を飲めば
勇気と知恵が湧いてくる

いくら「健康にいいから尿を飲め」と言われても、さらには尿を飲めば健康になると知っていたとしても、大部分の人は「わかりました、早速実行してみます」とは答えられないだろう。尿というものに対しての常識的な感覚から考えれば、それは無理もないことだと私も思う。

しかし、もしあなたが自分の尿を飲むことができれば、すでになにがしかの健康法を実践していても、さらにもっとすごい活力を得ることができるのだ。

だから（本当はすぐにでも飲んだ方がいいけれど）、あなたが「いざとなった」ときには「尿を飲む」ことを思い出してもらいたい。今そこにある危機を乗り越えるためにもっと活力が欲しいとき、何はともあれ尿を飲め！　尿を飲めばきっと勇気が湧いて知恵もでる。

とにかく「いざとなったら」何も考えずに尿を飲め！

3

いつか必ず「いざという時」がやってくる

これまで順風満帆で生きてきた人にも、長い人生のうちには必ず「いざという時」がやってくる。生命の危機や破産の危機、あるいは家族や友人など人間関係における危機……。心身ともに疲労困憊《こんぱい》することが何度となくあることが、むしろ普通の人生である。

読者の皆さんの中にも、今まさに大事な決断を迫られている人もいるだろう。何をやってもうまくいかず、すっかり落ち込んでいる人だってたくさんいるにちがいない。もしあなたが今、絶体絶命の状態にあり、いまにも心が折れてしまいそうだったら、あきらめる前に一度は尿を飲んでみよう。

いろいろと知恵をしぼることも大事だが、弱り切ったままいくら考えたところで、ろくな知恵は浮かばない。そればかりか絶望ばかりが心を支配するようになるだろう。「いざとなったら」まずは尿を飲み、活力が湧いてからゆっくり考えよ！

4

いざというときに
大切なのは生きる力と
研ぎすまされた感覚

尿を飲むと「生きようとする力」が、身体の奥からどんどん沸き出して来るのがわかる。それは尿の成分が身体にいいとかいう話とは別次元のものだ。

「生きるべきだ」とか「……のために生きよう」といった義務感や責任感から発する気持ちではなく、もっと野性的で本能的なものと考えた方がいい。それは「どのような状況においても生きることを前提とした行動をとる」という、元々は誰にも備わっている原始的な力である。

そして、生きるために必要な感覚が研《と》ぎすまされてくる。身体の疲労具合、休息の必要性、今必要としている栄養……。そんなことが頭で考察するのではなく、直感的にわかるようになる。

これは四の五の理屈を言うよりも、飲んでみれば実感することであり、飲まなければずっとわからない。

5

尿を飲むことができる人は成功する

自分の尿を飲み始めるあなたは、いつまでも飲もうとしないあなたとは、ずいぶん違う生き方をするようになるだろう。そしてきっと成功への道を選ぶようになる。

尿を飲むことができる人は、尿を飲むと決めたときにはすでに、豊かな判断力とたくましい行動力を身につけているに等しい。

偏見や感情で物事を決めつけず、柔軟な発想で平等に評価することができること、そして実在する経験者の意見を大切にして自分自身で確かめることは、多少の勇気と労力を要するが、あなたが成功するための必須条件である。

逆に、固定観念の檻《おり》に守らながら暮らし続けることは、そのときはいかにも安心で楽に感じられるかもしれないが、ゆくゆくは自分の可能性を狭めてしまい、時勢の変化にも置き去りにされてしまう。それはかえって危ない生き方ではないだろうか。

長い人生においては、今のあなたの境遇よりも、今のあなたの活力の方が将来を左右するものだ。そして尿を飲むと、これまでとは「別次元」の活力が湧いて来る。

6

尿を飲めば「気付く」ようになる

私たち人間には、五感というものが備わっている。すなわち、視覚、聴覚、嗅覚、味覚、知覚といった感覚である。本来はこれらの感覚から得られた情報が脳に送られ、適切な行動を決定するのである。五感の役目は生きるために「気付く」ことである。

しかし多くの現代人はこの「気付く」ための能力が退化している。

まばゆいばかりの光やうるさいまでの音が氾濫し、不自然で味の濃いものを食べ、人工的な匂いが蔓延《まんえん》している中、元々繊細であるべき五感が鈍化してしまったのだ。

良く生きるために必要なのは、刻々と変化する状況や、どのように行動すればいいいのかにすばやく「気付く」ことであるが、「気付く」能力は知識や理屈で高めることはできない、もっと本能的・直感的な感性である。

ではどうすればいいのか、答えは単純明快。尿を飲めば「気付く」ようになる。

尿の色、尿が流れ出る音、尿の匂い、尿の温かさ（ときとして冷えている）、そして何と言っても尿の味。五感のすべてに尿は訴えかけてくる。

そして尿を飲んだ瞬間に、今の自分が良い状態なのかそうでないのか、そのような状態になったのは何が原因なのか、さらには今どうすればいいのかまで直感的に「気付く」ようになる。

7

実際には多い「尿を飲んでいる日本人」

ずっと以前（九〇年代のバブルの頃だったか……）、尿療法はメディアの間でも取りあげられ話題になったことがある。

当時の雑誌の特集を読むと、かなり多くの人が尿を飲んでいたことがわかる。中には、自分が尿を飲んでいることを堂々と公言している芸能人もいる。最強の誉れ高いプロレスラーの名前もあった。数々の有名人も尿を飲んでいることは、一般人の間でもけっこう知られていたようだ。

尿を飲むことの賛成派と反対派の討論を組んだ番組もあったらしい。もっとも、実際に尿を飲んだ体験をもとに発言している賛成派に対し、飲んだ体験もない反対派が意見をする、こんな討論？　は馬鹿馬鹿しくて無益だが。

今となっては、尿療法の流行はすっかり過去のものとなってしまった感があるが、尿を飲んでいる人が絶滅危惧種《きぐしゅ》のような存在になっているかと言えば、決してそうではないだろう。

開放的で「いけいけ」だったあの時代と、現代の世相に大きな隔たりがあることを踏まえれば、おそらく今でも相当多くの人が尿を飲んでいるが、きっと誰にも教えず秘密にしているのである。

8

すべての健康法の
最終チェックである

世の中にはいろんな食品やサプリメントがあるが、必要なものを正しく摂取《せっしゅ》しなければ効果がない。それればかりか、かえって身体を痛めてしまう結果になることもある。同様に様々な健康器具や運動法もあるが、はたして実践することに意味があるのであろうか？

あなたが今行っている健康法が本当に適切なのか、間違っているのかをどのように判断すればいいのだろうか？

尿を飲めば、その問題もあっさりと解決するのである。

尿が飲みやすくおいしくさえ感じられるときには、実践している健康法が適切で、あなたにフィットしているが、尿がまずくて臭いときにはそうではない。今の健康法があなたにふさわしくなく、どこか解決すべき問題があるのだ。

9

尿療法は黙って始める

これは私の忠告だが、尿を飲んでいることは他人に明かさない方が無難である。
「そんなことでは尿療法は広まらないではないか」
「いいものはなるべく多くの人に伝えるのが当然だろう」
といったお叱りを受けるかもしれないが、思った以上に周囲の反発は強いものがあり、人の口は軽いことを覚悟しておくべきだ。ときには奇人・変人扱いされる羽目になる。

まあそれでも、すでに尿を飲み続けている人は心もたくましくなっていて、たいがいの反発にはめげないだろうと思うが……。そう言えば私も自分の秘密（尿を飲んでいることはもう秘密ではないが）を、あちこちに平気でばらし続けてきたものだ。

しかし、もしあなたが「これから尿を飲もうかどうしようか」と迷っているならば、決して誰にも言わず黙って始めるべきだ。たとえ家族であっても、相談してから決めようとすれば、ほぼ間違いなくあなたは尿を飲むチャンスを失うだろう。

尿療法の効果が十分に得られる頃には、自分自身の姿にも確固たる自信ができる。そんなあなたを人がうらやむようになったならば「実は尿を飲むとこんなに元気で若くなる」と教えてあげるのも悪くないだろう。

10

遭難したら尿を飲め

遭難の危機に直面したときには、とにかく尿を飲むことを思い出してもらいたい。

山や海で遭難したとき、真っ先に困るのは飲み水である。何日か食べなくても何とか生きることはできるが、水分が途絶えると命が危ない。

もし尿を飲まないとしたら、持参した飲料水がすっかりなくなった後はどうする？

運良く川があったとして、はたしてその水は飲んでも安全だろうか。

雨水にいたっては、もっとでもない。

昔は雨の翌日には車がきれいになっていたものだが、今ではがっかりするほど汚くなっている。大気中の粉塵《ふんじん》や化学物質まで含む雨水は毒水に等しい。ナノフィルターで濾過《ろか》していない雨水は、絶対にそのまま飲んではいけない。しかし、そんなものを常に持ち合わせている人は稀だろう。

それに比べ自分の尿は安全で、ミネラルやビタミンなどの栄養も含まれており、しかも飲めば活力も湧いてくる、まさにサバイバルにはうってつけの黄金水である。

「人生における遭難」のピンチにも、ぜひとも尿を飲みながら立ち向かって欲しい。

疲労困憊《こんぱい》の身体は元気を取り戻し、心には勇気が湧いてくる。そして生き抜くための直感と決断力が冴《さ》えてくる。そうなれば未来がまた拓《ひら》けるのである。

11

体内に毒素がたくさんあると、尿がすごく嫌な味になる

加工食品の食べ過ぎや飲酒、喫煙の習慣などによって体内には毒素《どくそ》が溜まってくる。また肝臓《かんぞう》や膵臓《すいぞう》などの内臓機能が弱って、解毒力が低下したときにも毒素は溜まる。そして、そのようなときの尿は匂いも強烈で、飲むと非常にまずく嫌な味がするものだ。逆に言えば、尿がすごくまずいときには体内に大量の毒素が溜まっているということである。

毒素のもとは食べ物や嗜好品《しこうひん》ばかりではない。

過労、経済的苦境、家族の病気、人間関係の軋轢《あつれき》、睡眠不足、過度な運動など……ストレスによって発生する活性酸素は体内に毒素をまき散らす。

また、騒音や振動、過剰な光、電磁波といったものに囲まれた生活によって、意識しないうちに相当のストレスを受けているものだ。これらのストレスから逃れられる現代人はいないが、問題はどれほどのダメージを受けているのかである。

尿の味が、どの程度の毒素が体内にあるのかをはっきり教えてくれる。

12

尿を飲むと「別次元」の健康状態が得られる

健康に自信があり、「尿を飲む必要など全くない」と思われる方もおそらく多いことだろう。食材やサプリメントなどの知識も豊富で、必要な栄養はきちんと摂取《せっしゅ》しており、それ以上は何も必要ないと考える人もいらっしゃるに違いない。

しかし、尿を飲むことで得られる健康状態は「別次元」のものである。

今、あなたの体調が良く、働くために十分の体力を持っているとしても、尿を飲めばもっとすごい活力が湧いて来る。与えられた仕事をただ片付けるのではなく、もっと高いレベルの仕事をしようという意欲が自然に沸き出してくるのである。精力が増せば、私生活もさらに充実する。

例えるならば、十分満足できる２０００ccエンジンの車と、同じ排気量でもターボエンジン仕様になった車の走りが「別次元」のものであるのに良く似ている。

もし嘘だと思ったならば、実際に飲んでみるといい。

13

尿を飲むと
「心もふっ切れる」

今あなたが直面している問題を「運」の一言で片付けてはいけない。それらはすべて過去のあなたの行動が招いた結果である。

自分自身を危機に落とし入れる行動の背景には、健全ではない心が判断した無謀《むぼう》がある。それでもあなたは「他に道はなかった」と言うかもしれないが、たとえ生まれ育った境遇の影響を同じように受けたとしても、一人一人がとっている行動は驚く程に異なり、それぞれ違う結果をもたらしているのである。

だから今のあなたがまずやるべきは、最良の行動を起こす自分になることである。しかしそれは容易《ようい》なことではない。たとえ頭の中では理解しても、これまでに積み重ねてきた観念や意地から心を完全に解き放つことはとても難しいのである。

尿を飲むのは、野人・変人のやることだと思い込んでいるあなたが（さんざん迷いながらも）思い切って尿を飲んだならば、その瞬間にこれまでの価値観や先入観から心が解放されているのがわかるだろう。リセットされて素直になった心からは疲労も消えてゆき、最善の判断をする能力を取り戻すのである。

尿を飲むと、抑制されていた野性的な生き延びる本能が蘇《よみがえ》り、どんな危機にも強く対応できるようになるのである。

14

尿は清潔である

観念としてではなく、医学的見地から判断する限り、「尿は清潔」である。

この点では、小便と大便とは大きく異なる。


そもそも尿とは、循環している血液から腎臓で精製されたもので、無菌の状態で体内にある。だから、排泄《はいせつ》された直後の尿は全くきれいな液体であり、それを飲用したところでなんら害はないのである。

それでも何となく尿には汚い印象があり、飲むどころかなめることさえ、あなたは躊躇《ちゅうちょ》するだろうが……。


しかし、あなたはおそらく汗をなめたことはあるだろう。

汗は尿と成分が似ているが、本当はどちらがより清潔であるのかよく考えてみよう。

尿は原則として無菌であるが、汗には皮膚に付着している汚れや雑菌が混《ま》じっている。

汗をなめることはできるのに、尿はとても無理だというのならば、それは医学的・客観的な判断ではなく、観念的・主観的な判断に過ぎない。

15

尿の中には何が含まれるのか

毒薬を飲んだときなどを例外として、尿には有害な物質は含まれていない。尿は無菌で清潔な液体である。

尿の中にはいろんな種類の物質が溶け込んでいるが、それらは、単にその時点では必要としない（十分量が体内にある）ために捨てられているだけの話で、決して身体に害をなすという理由で排泄《はいせつ》されるのではない。

尿の中には身体の健康を維持するために必要な成分がたくさん混じっている。

まずはミネラルやビタミン。特にビタミンB群とビタミンCは水溶性で、たとえ余計に摂取《せっしゅ》してもすみやかに尿中に排泄される。よって毎日摂取《せっしゅ》しなければ不足する。

尿には、脳下垂体《のうかすいたい》ホルモン、副腎《ふくじん》ホルモン、性ホルモンなどのホルモンや、ウロキナーゼのような酵素も含まれている。そしてウロキナーゼには、血栓《けっせん》を予防する効果がある。

また多くの抗原《こうげん》物質も含まれている。尿の中には「自己ワクチン」も存在するのである。

16

自分の尿を飲むのは自由

尿は個人のものであり、どのように処理するかは個人の自由であって、何人《なんぴと》にも指図されることはない。

だからあなたが自分の尿を自分で飲む限り、何の問題もない（もっとも誰も見ていないところで飲むこと）。尿を飲むことを禁じているのは、あなた自身の心だけである。尿を飲んで罰せられることは、どの国の法律にもない。

薬の場合はそうではない。たとえ自分に必要であると解《わか》っていても、ほとんどは医師の処方箋《しょほうせん》が必要であり、中には法律で禁止されていて日本では手に入らないものもある。そして必ずお金がかかる。

ただし、いくら親切心からと言っても、あなたの尿を他人に飲ませるのは、たとえ家族や友人の場合でも非常に注意が必要であり、原則としてやめた方がいい。

あなたが他人の尿を飲むこともまた同様である。

17

尿はどんな味

尿の味は飲食物の影響によって変化する。

■新鮮な生の野菜や果物をたくさん食べれば尿はおいしくなる。

■加工食品ばかり食べていると尿はまずくなる。

■水をたくさん飲むと、においも味も薄くなる。

■ビールを飲むと冷えたなんとも嫌な尿になる。

■スイカを食べると尿はあっさりとした味。

■コーヒーを飲んだ後は薄い味、かすかにコーヒーの味もする。

■滋養強壮ドリンクを飲んだ後は、あの独特なビタミンたっぷりの味がする。

■暴飲暴食の生活をしていると、尿は非常にまずくなりとても飲めたのものではない。

尿の味を左右するは飲食物だけではない。

■心理的ストレスは尿を苦くする。

■運動した後の尿は暖かくておいしく、飲むと活気が湧いて来る。

■クーラーの効いた部屋で布団をかけずに寝ていると、尿は温かくないので膀胱《ぼうこう》が冷えているのがわかるよくわかる（冷えるところは病気になりやすい）。

■尿が嫌な味がするときは、いろんな原因で体内の毒素《どくそ》が増えている。

18

実際どのように尿を飲むのか

私自身は、ガラスのコップに採《と》った尿をそのままゴクゴクと飲んでいるが、抵抗があれば薄めて飲んでもいい。

尿を飲む時間にも特別の決まりはなく、個人の都合に合わせればいい。

実際のところは、尿を飲むのにこれと決まった飲み方はないので、固定観念を捨ててまず飲んでみることが大切である。

ただし朝一番の尿は濃縮されており、色とにおいと味が濃いので、人によってはめげてしまうかもしれない。夜間、睡眠中には抗利尿《こうりにょう》ホルモンが多く分泌《ぶんぴつ》されることや、昨日の夕食・夜食などの影響を受けることが要因である。

尿が飲みにくいほど濃いときは、朝一番の尿を避け、二番三番尿を飲むといい。

もっとも、血液がきれいな状態ならば尿もきれいで、朝一番の尿であっても決して嫌な味はしないものである。

なお『アマロリ』(p.091参照)には、次のように記載されている。

①一日一回、起床時に飲む
②一日に数回、本能のまま飲む
③断食の場合は、適正な準備をして、排泄される尿を全部飲む

19

尿はどれくらい飲めばいいのか？

尿は一日あたりどれくらい飲めばいいのだろうか？

はっきり言って、飲まなければいけない尿の量にこれといった決まりはない。

一日にコップ一杯でもいい。場合によってはもっと少ない量や薄めた尿でもかまわない。全く飲まないよりはずっといいのである。

日々の条件に合わせて無理がないように、自分で判断してかまわない。

しかしながら決まりはないが、なるべくならば何度も尿を飲んだ方が効果は大きい。尿を飲み過ぎたために、体調がかえって悪くなることもない。したがって、(条件が許す限りにおいて) できるだけたくさんの尿を飲んだ方がいい。

ちなみに、私が勧める飲み方は次のようである。
①起床後すぐに、一番目の尿をそのまま最低１００ml（コップ半分ほど）以上は飲む。
基本的にはこの一回で体調維持には十分である。
②人目につかず飲むチャンスと時間的余裕があれば、数口でもいいので何度か飲む。
③体調が悪いときは食べる量を減らして、とにかくできるだけ尿を飲む回数を増やす。
④尿を飲む前にはまず口の中を水でゆすぐこと。尿を飲んだらすぐに歯を磨いて口臭がしないように気を使うことも大切である。

20 新鮮な尿を使う

尿は新鮮な状態で使用するのが原則である。カップに注ぎそのまま（あるいは水で薄めて）そのままグイッと飲む。前もって尿をとっておき、しばらくたってから使用するのは全く感心しない。

なぜならば、一日のうちでも体内の状態は常に変化しており、それに並行して尿の性状も変わっていく。しばらくたった尿は、色も臭いも味も変わり、温度にいたってはまったくわからなくなってしまう。

だから新鮮な尿を使用してこそ、身体はタイムリーな情報を得ることができるし、体内に今、リサイクルするべきものを補充することが可能なのである。

それに、身体の中から出てきたばかりの尿はきれいだが、空気に触れてから時間が経つと、雑菌の心配もあるし強烈に臭うようになる。飲尿する気にはならないのが普通だろう。ただし、尿療法の古典である『命の水』にもあるように外用については別である。

24

尿は透明のガラスのコップで飲む

尿は透明のガラスのコップで飲むのが一番望ましい。

その理由は二つある。

一つ目の理由は、尿の色や性状がよく観察できることである。感染症《かんせんしょう》などの病気で起こる尿混濁《こんだく》や、尿に混じる少量の血液や小さな結石なども、透明のガラスのコップであれば見逃すことはないだろう。

二つ目の理由だが、実は尿の味は容器によって微妙に変化する。プラスチックや金属の容器に水を入れると、静電気が起こり水の波動が変化するため、舌触りも変わってしまう。お茶やコーヒー、焼酎などの味が、湯のみやカップによっては甘く、あるいは尖った味に感じられるのは、決して気のせいではない。

ガラスという素材こそが、尿の性状を最も自然に伝えることができるのである。

22

この尿を飲み逃すな

病気の治療として本格的な尿療法を行っているような場合でもない限り、実際に尿を飲むのは一日に一～二回程度ではないだろうか。だとすると、どのタイミングの尿を飲めば一番いいのか気になるところである。

まず早朝の一番尿は、濃縮されており味が濃いが、その分ミネラルやビタミンなどの栄養や、ホルモンなども多く含まれており、飲めば朝から「やる気」がみなぎってくる。また、早朝の尿には排泄《はいせつ》を促す効果も強いので、スッキリして出かけることができる。

一方、就寝直前の尿には、質の高い睡眠をもたらす作用があるようだ。

それから私がぜひとも勧めたいのは、運動した直後の尿である。

適度な運動によって心身ともにリフレッシュしたときの尿は、温かく、スッキリとして飲みやすい。そしてとても爽快《そうかい》な気分になる。

23

気持ちよく尿を飲むには……

生活習慣によって、尿の性状や味は大きく変化する。
気持ちよく尿を飲むには、いくつかのことを心がければいい。

①暴飲暴食を控えること。
②加工食品を控え、新鮮な野菜や果物など自然のものを食べること。
③きれいな水をたくさん飲むこと。
①、②、③は基本である。
④喫煙や飲酒の習慣を改めること。
⑤過剰な香辛料や刺激物の摂取を控えること。
⑥適度な運動をして、汗をかくこと。
⑦仕事や人間関係を整理して、余計なストレスから解放されること。
⑧瞑想《めいそう》や呼吸法によって心身の緊張を解き、リラックスすること。
⑨ゆっくり入浴して、良い睡眠を取るように心がけること。
⑩不必要な薬をやたらと使用しないこと。

24

尿は原則として
自分自身の尿を使う

尿を飲むときは、原則として自分の尿を使用する。

皮膚などに外用するときも同様である。

その理由は二つある。

一つ目はモラルの問題である。

お互いによほどの信頼と理解があるときや、絶体絶命の緊急時などの例外はあるかもしれないが、現代社会においては他人の尿を使用することは望ましくないだろう。

もう一つの理由はその効果の問題。他人の尿が自分自身の尿に勝る道理はないのだ。

まず、心身の状態に「気付く」ための情報源と成り得るのは、自分自身の尿をおいて他にはあり得ない（肉体ばかりか心の状態によっても尿の味は変化する）。

それだけではない。もし何らかの病気があるときには、体内で作られている抗体《こうたい》のような物質が尿中にも含まれているらしい。

だから、自分自身の尿を使うことに意味がある。

しかし、どうしても自分の尿を使うことが不可能なときには、他人の尿を代用できないことはない。特に毒虫に刺されたときや外傷に対しては、他人の尿を使用しても十分な効果が期待できるだろう。

25

尿で皮膚がきれいになる

尿療法の事例をまとめた本には、アトピーや湿疹《しっしん》で腫《は》れ上《あ》がった皮膚に尿を使用すると、炎症《えんしょう》が治まって痛みや痒《かゆ》みが消えていくと記載されている。日焼けや乾燥肌にもいいようだ。

その方法はいたって簡単、汲み取った自分の尿をどんどん皮膚に擦り込んでいき、そのまま乾燥させるだけである。臭いが不愉快ならば（人に会うときも）、後からきれいな水で洗い流せばいい。

病気の治療としてだけではなく、皮膚の美容にも尿は役に立つ。尿を擦り込んでいるうちに、皮膚は丈夫で美しく若返る。頭皮に使用すれば、抜け毛対策にもなると言う。まるで魔法のローション（しかも値段は0円なのだ）ではないか……。

しかし、何も不思議なことではない。

「美容クリーム」によく含まれる尿素は、そもそも尿に含まれている成分なのだから、尿が皮膚をきれいにするのは当たり前の話である。中には尿を原料として作られている「美容クリーム」さえあるのである。

26

尿を飲むと便秘が治る

「尿を飲むと下痢《げり》をする」と言う人がいる。

下痢をしないまでも、尿を飲むと確かに便通は良くなる。

そもそも尿には強力な排泄《はいせつ》作用があることが知られている。

体内環境がきれいに保たれているときはそうではないが、身体に汚いものや毒素《どくそ》が溜まっていれば、それらを体外に排泄する力が強く働くのである。だから尿を飲むと下痢をする人は、腸の中が非常に汚れており宿便《しゅくべん》も溜まっているのである。

慢性の便秘に対して、毎日のように緩下剤を常用している人（特に女性）も多くいるが、これは良くない習慣である。緩下剤《かんげざい》を常用するといわゆる善玉菌はすっかり消滅し、腸の粘膜《ねんまく》はふやけてしまう。そして便秘がさらにひどくなる悪循環に陥る。

しかし、尿は腸もきれいに掃除しながら、便通を改善してくれる。腸は尿からからだに**必要**なものを再度取り入れ、**必要**のないものだけを排泄するのだ。

27

重症の場合には
断食して
何度も尿を飲む

本当に重症で悩んでいるときは、本格的に断食を伴う尿療法を行うべきである。ただし十分な体力と気力が必要で、ときとして危険も伴うことを十分承知しておかねばならない。

まず何よりも大切なのは、療養に集中できる環境を整えることである。生半可《なまはんか》な気持ちは禁物で、治療の期間は仕事や世間との付き合いをきっぱり断つ覚悟で挑むべし。静かな部屋にこもり（ただし安全のためロックは解除して緊急時には入れるようにしておくこと）、基本的にはなるべく食べないようにする。

厳しいようだが、病気の元凶となっている体内の毒素《どくそ》を速やかに追い出すには、尿と水だけの断食をするのがベストであり、その条件下での尿療法は最大の効果を発揮する。もともと肥満の人は、水とミネラルを摂《と》ってさえいれば、何日か食べなくても大丈夫なはずだ。栄養失調で倒れそうな場合は、お粥《かゆ》と梅干しを少し口にするといい。

そして一日に何度もひたすら尿を飲み続ける。すべての尿を採取して、一滴も残さずに飲み干すのである。やはり相当に大変そうだが、これが尿療法の王道なのだ。

28

朝の尿はなぜ濃い？

朝一番の尿は一日のうちで最も濃い。二番・三番目の尿と飲み比べるとよくわかる。

その理由は、睡眠時には抗利尿《こうりにょう》ホルモンが多く分泌《ぶんぴつ》されて尿の生成が抑制されるため、もっとわかりやすく説明すれば、血液中の水分が尿に移行するのを抑制する作用が夜間には強く働くためである。

この抗利尿ホルモンの作用によって、眠っている間に何度も排尿することを回避することができるだけではなく、循環する血液量の減少を防いで血流を保ち、脳梗塞《のうこうそく》などが起こりにくくなる。

一方、水分以外の成分はそのまま尿中に排泄されるので、結果的に尿は濃縮され、朝一番の尿はまさに「一番搾り」の濃厚な味になるのである。

また就寝前にあまり水を飲まない習慣や、睡眠中の大量発汗などの要因が加われば、さらに尿は濃縮される。逆に、ビールやお茶などの利尿《りにょう》作用がある飲み物をたくさん飲んで寝ると朝の尿は薄くなるが、血管内は脱水となるので良くない行為である。

29

尿療法の好転反応

尿療法の効果の仕組みを考えると、主に二つに分けられる。

一つ目は、まだ有用ながら尿中に含まれている、さまざまな栄養素やホルモン、酵《こう》素《そ》、抗原《こうげん》物質などを体内に補給できること。

二つ目は、尿が持っている強力な排泄《はいせつ》効果による体内毒素《どくそ》の除去である。

人によっては尿療法を始めてから間もなく、発疹《はっしん》などの好転反応が出現することがあるが、これは二つ目の機序《きじょ》によるものである。


いわゆる「好転反応」とは、病気の体質が改善し、健康な体質に変化していく過程において一定期間出現する、発疹や発熱、下痢《げり》などの症状である。

好転反応が起こると、元々の症状がさらにひどくなったように感じられるので、たいていの人はむしろ悪化しているのではないかと不安になり、ときには耐えられないと思い治療を断念することもある。

しかし好転反応は、体内毒素が病気の原因となっているときにこそ起こるもので、吹き出物、発疹、発熱、下痢、利尿《りにょう》効果など、すべて体内毒素の排泄に矛盾しない症状である。体内の毒素が少なくなればこれらの症状は軽くなり、やがて消える。

30

好転反応がひどいとき

尿を飲み始めたことで、発疹《はっしん》などの症状がこれまで以上にひどくなると、きっと不安になるだろう。しかし、自分自身の尿に対して自分の身体が（薬品と同様の）アレルギー反応を起こすことはまずないので、これは尿療法に伴う「好転反応」と考えて良い。好転反応がひどいからといって、いきなり尿療法をあきらめるのはもったいない。

これまでの排泄力《はいせつりょく》も低下した病的体質によって、体内に毒素《どくそ》が大量に溜まっているタイミングで本格的に尿療法を始めると、急に排泄力が改善するのは良いが、毒素《どくそ》も一気に体外へ排泄される。つまり、体内の毒素が多いほど、そして尿療法の効果が高いほど、好転反応は激しく、しばしば苦痛をもたらすのである。

ということは、体内に毒素を取り込まないようにしながら、尿療法を加減して行うことで、好転反応はずっと軽減するわけである。

①しばらく食事の量を必要最低限まで減らすこと。
②自然の食材だけを食べること。加工食品（特に菓子類）は絶対に食べてはいけない。
③飲む尿の量を減らす。あるいは水で薄めた尿を飲むようにする。
④きれいな水（白湯）をなるべくこまめに多く飲むこと。

31

穏やかな効果を望むならば

体内環境が非常に悪化している人が、尿療法をいきなり全開の状態で開始すると、「好転反応」の激しさに苦しむことがある。そのような場合には、まずは穏やかな効果を得るようにつとめ、その効果を確認した後に本格的な飲み方に移行すれば楽である。

穏やかな効果を得るためには、次のことを実行するといい。

①尿療法に先行して生活習慣を改善しておく。
自然の食材、特に生の野菜、果物、酵素《こうそ》食品を多く摂る。
きれいな水を十分飲む。
運動や入浴などでたくさん汗をかく。

②尿を水で薄めて飲む。
尿が濃く、においも強烈で、とても飲めないときには、尿を水で適当に薄めてから飲み始めても良い。

32

尿を飲んではいけないときもある……

尿を飲んではいけないときもあるのではないだろうか？
そんな疑問にもお答えしておかなければならないだろう。

尿療法の古典である『命の水』によると、たとえどのような状況においても尿療法の禁忌《きんき》はない、とされているが、さすがに絶対に飲まない方がいいだろうと思われる事態もあるはずである。

医者としての私の見解を述べておく。

それは、薬物中毒などのため、尿中に有毒な物質が排泄《はいせつ》されているときである。

たとえば農薬などの毒物を飲んでしまったときには、消化管を洗浄して毒物を体外に排出するのと同時に、点滴で水分を負荷して利尿を促し、腎臓《じんぞう》から尿中へ毒物が早く排出されるように治療を行う。したがって、尿中には毒物が多く含まれており、それを飲むことは治療の妨げとなるだろう。

33

膀胱炎のときには飲んで良いのか？

膀胱炎《ぼうこうえん》や腎盂炎《じんうえん》などの尿路感染症《かんせんしょう》では、本来無菌《むきん》状態であるべき尿の中にも細菌が存在する事態となる。つまり医学的には清潔ではなく不潔な液体である。

先の『命の水』の中では、膀胱炎のときの尿を飲んでも問題ないとされている。尿中にはその感染症に体する抗体《こうたい》のような物質が含まれており、治療効果があるというのだ。

しかし、現代の医者の常識としては、尿に限らず感染症の原因となっている細菌が存在する液体を飲用することは勧められない。膀胱炎や腎盂炎は、適切な抗生物質を投与すれば速やかに治るので、主治医の指示に従って治療し、細菌が消えて清潔になった尿を飲む方がいいだろう。

ただし万が一、抗生剤《こうせいざい》が効かずに治療が難渋して「本当にいざとなった」場合には、自己責任のもとで尿を飲んでみるのも一つの手段である。

34

生理中の尿を飲んでも問題はない

生理中の尿は、出血が混じっていて汚れているようなイメージがあるかもしれない。しかし、実際に排尿のときに生理の出血と混じってしまうだけで、子宮と膀胱《ぼうこう》や尿道との間に瘻孔《ろうこう》ができていない限り、尿そのものは純粋な状態である。

だから、タイミングを見計らいながら尿を採取すればいい。陰部を洗浄することも勧められる。

それでも多少の血液が混じったとしても、その尿を飲むことに障害はない。自分自身の血液によって感染症《かんせんしょう》（ウイルス肝炎など）の被害を被る心配はないし、むしろ、生理中の血液と一緒に失われる鉄分を、また再び身体にもどすことができるだろう。

35

病気の治療のため
処方された薬を
飲んでいるときは……

病気の治療のため、医者から処方された薬を飲んでいるときには、尿療法の実践にあたって注意すべき事項がある。

①原則として薬を飲みながらでも尿療法は開始できるが……。

大量の抗ガン剤などが投与され、（副作用の軽減のために）わざわざ腎臓《じんぞう》から尿中への排泄《はいせつ》をはかっているときは、その尿は飲むべきではない。

②尿療法に期待するあまり、これまで飲んでいる薬をいきなり止めてはいけない。

中断によって危険な離脱症状を起こす薬もあるし、効果が得られるまでしばらく時間を要する薬もある。せっかく調節できているものを勝手に中断すれば、後でいらぬ手間を要することになりかねない。

あせらなくても尿療法が功を奏して体調が良くなれば、やがて検査の結果にも現れる。客観的にも納得できるような条件が整ってから、主治医に相談した上で徐々に薬の量を減らしていくのが正解である。

医者と患者はお互いを尊重し、あくまで正直につき合わなければいけない。さもなければ、いざというときに必ず困ることになる。それでも今の主治医の態度が、全く取りつく島もないようであれば、もっといい医者を探した方がいい。

36

尿から作られるすごい薬

あまり知られていないが、実は尿からはいくつものすごい薬が作られている。

たとえばミラクリッド（ウリナスタチン）という薬。

この薬は強力な抗炎症《こうえんしょう》作用を持ち、急性膵炎《すいえん》やショック状態などに適応があるほかに、間質性《かんしつせい》肺炎や子宮の炎症などでも効果があると言われる。原料は健康な自衛隊員の尿である。

尿に含まれる成分の一つであるウロキナーゼという酵素《こうそ》には血栓《けっせん》を溶かす効果があり、以前は尿中のウロキナーゼから血栓溶解剤《ようかいざい》が作られていた。

また透析を受けている患者さんたちの生活能力を大きく改善した、腎性貧血《じんせいひんけつ》の治療薬であるエリスロポエチン製剤も、はじめは人間の尿から発見、開発された。

このような薬効成分はあなたの尿にも含まれており、尿を飲むことは炎症や血栓を防止することにもなるのである。

37

尿湿布

尿療法の古典である『命の水』によると、尿は皮膚や筋肉・関節などの局所にも使用され、格別の効能を示すとされている。

湿疹《しっしん》などの皮膚病には、局所に尿を擦り込むことも推奨されているが、外傷などで強い痛みや炎症を伴うときには、尿湿布《にょうしっぷ》がしばしば用いられる。

尿湿布のやり方は、布切れを尿に浸して患部に湿布する。ただそれだけである。

尿湿布は、日焼けで赤く腫《は》れ上《あ》がった皮膚にも効果がある。また、傷口や虫刺されにも尿が効くことがわかっている（私たちが子供の頃も、虫取りの最中にハチにされるとすぐに小便をかけていたものだ）。

また尿は傷の治りを促進し、癒着《ゆちゃく》を防ぐ作用も持っているらしい。

尿を飲むのは嫌でも、まず手始めとして、外用することはできる人もいるのではないだろうか。

38

多尿と頻尿

排尿の回数が増える場合には、尿量も増加する多尿《たにょう》と、尿量は増加しないのにただ回数だけが増える頻尿《ひんにょう》がある。

多尿の場合は、一回ごとにたくさんの尿が出るが、ただの頻尿では一回あたりの尿量は少なく、まだ膀胱《ぼうこう》には尿がさほど溜まらないうちから強い尿意を感じてしまう。

多尿をきたす代表的な病気としては、まず尿崩症《にょうほうしょう》が挙げられる。この病気では、抗《こう》利尿《りにょう》ホルモンの分泌《ぶんぴつ》が障害されるため、尿の濃縮力を失い多尿になる。もっと身近な病気としては糖尿病がある。その場合は血液の浸透圧が高くなるために利尿が起こる。

また病気ではないが、水を大量に飲んだとき、ビールやコーヒー、お茶など利尿効果のある飲料を飲んだときには多尿となる。

多尿を伴わない頻尿の原因となる病気には、前立腺肥大や過活動膀胱《かかつどうぼうこう》などがあり、特に夜間に何度も排尿のために起きてしまい不眠を招く傾向が強い。膀胱腫瘍《しゅよう》や子宮筋腫《きんしゅ》などによって、膀胱の容量が減少した場合にも頻尿がみられる。

膀胱炎でも頻尿となるが、同時に排尿痛や残尿感を認めるのが普通である。

なお、精神的に緊張すると何度もトイレに行きたくなるのは、誰しもが体験していることだろう。

39

尿療法は強力に排泄機能を高める

尿療法について書かれた本には、いずれにも「尿には強力な排泄《はいせつ》作用があり、体調不良の元凶である体内毒素を取り除く」ことが記載されている。そして報告されているいくつもの事例も、体内毒素《どくそ》が排泄されていることに矛盾しない治癒経過を示しているのである。

実際に尿を飲んでみると、たしかに排泄機能が高まってくるのがわかる。

アトピーに悩まされている人が尿を飲み始めると、はじめは皮膚の発疹《はっしん》や痒《かゆ》みがひどくなるようだが、これは体内に溜まっている毒素が一気に排泄されてきたためで、しばらくするとおさまり、皮膚がきれいになってくる。

また、頑固な便秘が続いている人が尿を飲めば、しばしば泥水状の臭くて汚い便が出るようになり、やがてあまり臭わない健全な便が気持ちよく出るようになる。

アトピーにしても便秘にしても、食事の乱れやストレスが悪化の要因として大きな比率を占めており、加工食品やお菓子をやめて新鮮な野菜や果物を食べるように心がけ、適度に運動することが肝要であり、尿療法と同時に行えば効果はさらに増す。

飲み始めた頃には臭くてまずかった尿が、生活習慣の改善とともにきれいでおいしい尿に変化するのと並行して、それまで悩まされていた症状もきれいに消えていく。

40

尿療法はなぜ広まらないのか

尿療法が日本で広まらないのには二つの事情がある。

まず一つ目は「清潔観念による恥ずかしさ」によるものである。

たとえ実際に尿療法による成功を体験したとしても、そのことを人に教えることができる人が果たして何パーセントいるだろうか。特に清潔観念の発達した日本においては、尿を飲むことが好意的に受け入れられるとは考えにくく、「自分は尿を飲んでいる」と告白することは「自分は奇人だ」と言うに等しい感がある。だからよほどの強心臓の持ち主でもない限り、世の中に広めようなどとは考えもしないだろう。

二つ目であるが、これは恥ずかしながら尿療法の正否からは遠く外れた事情である。自分の尿はただであること。つまりいくら尿療法を広めたところで、事業として利益を得ることができない。儲からないことに熱心になれないのは無理もないだろう。

これは架空の話だが、ある特殊な人の尿だけがエボラ出血熱のような病気を治す力を持っているとしたら、その情報はあっという間に広がり、おそらくとんでもない価格で取引されるに違いない。

自分の尿はただで手に入るという幸運が、尿療法が広まらない一因になっているとは、なんとも皮肉な話である。

41

尿療法について書かれた著書の紹介

尿療法についての詳細を記載した本を紹介するので、ぜひとも御一読いただきたい。

①『命の水　奇跡の尿療法』Ｊ・Ｗアームストロング著（寺田鴻訳）

一九四四年に書かれた原本を、一九九四年に訳本として論創社が出版した。尿療法の原点がよくわかる。

ちょっと驚くのは、断食を行った上でとにかく大量の尿を何日も飲み続けるように指導していることである。難病が治った多くの事例も具体的に記載している。断食のために何日も引きこもることは困難だが、本当にいざとなったら私は迷わず実行するだろう。

七〇年以上も昔の手法を、そのまま丸ごと現代に取り入れるのは無理があるとしても、応用の拠り所となる本である。

②『アマロリ　フランス尿療法のすすめ』ドクター・ソレイユ（伊藤桂子訳）

執筆者は現代人。二〇〇〇年にやはり論創社から訳本が出版された。

「ドクター・ソレイユ（「ソレイユ」は「太陽」という意味）」とは個人の名前ではなく、

ホリスティック医療の重鎮である、クリスチャン・タル・シャラー医学博士が率いるチームの呼称である。メンバーには医者や研究者、教育者などが名を連ねる。現代のフランスにおける尿療法の研究成果をまとめた本であるが、長く忘れ去られていた尿療法のすばらしさをもう一度広めることを主たる目的としているようだ。推奨している尿の飲み方にも、個々の事情に合わせた自由度がある。

③『尿療法バイブル』マーサ・クリスティ著（佐藤雅彦訳）
三冊の中で最も新しく病名なども現代人にとって違和感がない。内容も詳しく具体的で理解しやすい。尿療法を実践するときの手引書としては最適。尿療法の勧め方もマイルドで、これならできるような気がするだろう。

この訳本も論創社から二〇〇四年に出版されている。

④なお『黄金の泉：尿療法大全』クーン・ヴァン・デル・クローン著（一九九四年、佐藤雅彦訳）も論創社から刊行（二〇一五年）されると聞いている。

あとがき

この本は、「尿療法」という手段があるということを皆さんに知らせるために書いたものです。決して強要するものではありません。

どうやら、日本には「尿療法」を実践している方々が意外に多くいるようですが、あまり表に出てきてはいません。それも無理はないと思います。

「私は尿を飲んでいる」なんて言える勇気はちょっとありそうもないですよね。

しかし大半の人が、こんな価値のある健康法（というより自己改革法）を知る機会がないとはちょっと気の毒です。だから迷いを捨てて書いたのです、この本を！

それにしてもなんと大胆なタイトルでしょう！「いざとなったら尿を飲め」とは。

さてこの本を書くからには、私も尿を飲んでいます。いや、尿療法の本を書くために尿を飲み始めたと言った方が正しいかもしれません。それもこれも、発端はすべて論創社……。他の出版社では絶対に扱わないような内容の本（しかし本当に面白く役に立っ）を次から次に世に送り込む論創社です。もちろん尿療法の訳本を出版したのも論創社です。そして今回は、正統派の臨床医であると自認するこの私まで尿を飲む気にさせてしまい、ついには尿療法の本を書かせたのです。まさに論創社恐るべし。

しかし、「目から鱗」とはこのことでした。今や私は、尿療法との出会いを後悔するどころか本当に喜んでいます。

それにしても、医師ともあろう者がよくも平気で、原始的な「尿療法」を実行することができるものだ、とあきれる人もきっと少なからずいるでしょう。でも私は、医師とは科学者のはしくれであるべきだと思っておりますので、清潔とわかっているのに飲めない方が恥ずかしいと感じたのです。

初めて尿を飲むときには、ある程度の予想をしていました。たぶんポカリスウェットの甘さをぐっと抑えて、もっと塩のきいた濃い味だろうと。そして多少嫌なにおいがするが、吐くほどひどいものではないだろうとも……。

そして実際に尿を飲んでみると、まあ想定内の味でした。それからは以前にも増して活力がみなぎり、研修医の頃よりももっとバリバリ働きまくっています。

尿を飲むコツは、「飲む！」と決めて飲むことです。

ドクター・高橋（高橋弘憲〔たかはし・ひろのり〕）

1958年生。宮崎県立宮崎西高・自治医科大学出身。
僻地や地域中核病院、自治医科大学血液病棟などの勤務を経て、
内科クリニックを開設。
日常の診療活動にとどまらず、新鮮血観察（FBO）から見た理想的な健康法を研究。
自ら実践しながら指導に当たっている。

主な著書

『活かす血、老ける血、危ない血』（アース工房）、
『健康エネルギーを高めて幸せになる習慣』（アース工房）、
『強運なからだをつくる生き方』（綜合法令出版）、
『健康、不健康の分かれ道』（第三文明社）、
『カラー版　血液が語る真実』（論創社）、
『医療小説 ドクターGの教訓』（論創社）、
『医療小説 ドクターGの教訓【番外編】コロナ騒動』（論創社）、
『コロナ騒動と日本の急所』（論創社）など。

いざとなったら尿を飲め――尿療法入門

2015年　1月20日　初版第1刷発行
2021年12月25日　初版第2刷発行

著者　**ドクター・高橋**

発行者　**森下紀夫**

発行所　**論創社**
東京都千代田区神田神保町2-23　北井ビル
tel. 03（3264）5254　fax. 03（3264）5232
web. http://www.ronso.co.jp/
振替口座　00160-1-155266

装幀　**宗利淳一**

印刷・製本　**中央精版印刷**

ISBN978-4-8460-1399-8　